GF467097

PETIT GUIDE MÉDICAL

DU COLON ALGÉRIEN

La Lutte contre les Maladies Infectieuses

EN GÉNÉRAL

Et le Paludisme en particulier

PAR LE

Docteur J. POUJOL

MÉDECIN DE COLONISATION DE LA CIRCONSCRIPTION D'AÏN-BESSEM (ALGER)
MÉDECIN-MAJOR DE 2e CLASSE DÉMISSIONNAIRE DES HÔPITAUX MILITAIRES
DE LA DIVISION D'ALGER.

> *Qui acquiert science,*
> *Ne perd pas son temps.*
> (PROVERBE).

[illegible]R.
IMPRIMERIE ORIENTALE P. F[illegible]NA ET Cie, RUE D'ORLÉANS, 29

1900

PETIT GUIDE MÉDICAL

DU COLON ALGÉRIEN

La Lutte contre les Maladies Infectieuses

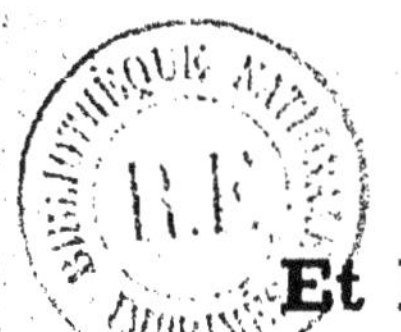

EN GÉNÉRAL

Et le Paludisme en particulier

PAR LE

Docteur J. POUJOL

MÉDECIN DE COLONISATION DE LA CIRCONSCRIPTION D'AÏN-BESSEM (ALGER)
MÉDECIN-MAJOR DE 2e CLASSE DÉMISSIONNAIRE DES HÔPITAUX MILITAIRES
DE LA DIVISION D'ALGER.

Qui acquiert science.
Ne perd pas son temps.
(PROVERBE).

ALGER
IMPRIMERIE ORIENTALE P. FONTANA ET Cie, RUE D'ORLÉANS, 29

1900

Nommé Médecin de colonisation en Algérie, après un séjour, dans cette belle Colonie, de cinq années — dont quatre environ passées dans les Hôpitaux militaires de la division d'Alger, — je ne crois pas inutile de livrer à la publicité ce petit Guide, qui n'a d'autre prétention que de vulgariser des notions aujourd'hui courantes en médecine classique et de mettre au point, sous une forme aussi claire et aussi concise que possible, des données médicales que la première personne venue ne saurait, sans études préalables, dégager avec fruit de publications scientifiques, aux termes techniques et trop savants.

Après avoir donné quelques définitions et fait l'exposé des moyens de désinfection contre les maladies infectieuses et générales, de nature plutôt épidémique, j'ai choisi, dans le nombre des maladies endémiques, la plus fréquente et la plus grave en Algérie : le paludisme, heureux si quelques-uns de mes confrères voulaient bien, la voie étant désormais tracée, continuer la série, inaugurée par cette simple étude du paludisme, mise à la portée de tous.

Ma seule ambition est de me rendre utile, dans leur lutte de tous les jours contre le climat et le sol, aux Colons qui sont venus se fixer en Algérie, apportant leurs capitaux, leur bonne volonté et la vigueur de leurs bras.

Aïn-Bessem, août 1900.

J. POUJOL.

INTRODUCTION

« Prévenir vaut mieux que guérir » dit-on souvent, avec raison. Aussi le but de cette modeste brochure est-il non d'enseigner le traitement de la fièvre intermittente par exemple, mais surtout les moyens d'éviter dans la mesure du possible cette maladie par des procédés spéciaux, un régime approprié, une hygiène bien entendue.

Quelle est en effet la plus fréquente des maladies observées en Algérie ? La réponse à cette question sera la justification du présent travail. Pour moi, j'ai toujours vu le paludisme, sous les diverses formes d'une première invasion, causer la plus grande partie de la morbidité et de la mortalité durant la saison insalubre. C'est que le paludisme est endémique en Algérie, comme dans tout le bassin méditerranéen et sur plusieurs points du globe.

Vient ensuite la fièvre typhoïde, mais à un moindre degré, associée quelquefois à la fièvre palustre. On observe enfin, également pendant la saison chaude, l'ictère (jaunisse), la diarrhée, la dysenterie, les gastrites et les entérites, parmi lesquelles la forme si redoutable appelée « gastro-entérite des nourrissons ou choléra infantile » trop souvent provoquée par des écarts de régime.

Durant la saison froide, on voit encore apparaître le paludisme, mais sous forme de récidives, puis — comme partout ailleurs —

se montrent les fièvres éruptives, les affections de l'appareil respiratoire (bronchites, pleurésies, pneumonies, angines simples ou compliquées), la diphtérie (croup et angine couenneuse), etc.

C'est finalement le paludisme qui domine, d'une façon générale, toute la pathologie algérienne. Mais avant d'aborder directement son étude, il convient de nous entendre sur quelques définitions et d'apprendre les moyens d'éviter ou de combattre les maladies infectieuses en général : tel sera l'objet du chapitre suivant.

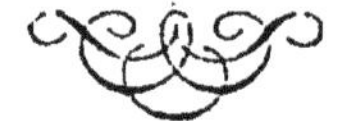

PROPHYLAXIE DES MALADIES INFECTIEUSES

EN GÉNÉRAL

On appelle « *endémie*, une maladie due à une *cause particulière* aux contrées où elle règne » (Ch. ROBIN) et « *épidémie*, une maladie qui attaque en même temps et dans le même lieu un grand nombre d'hommes ou d'animaux et qui dépend d'une *cause commune et générale*, mais passagère et pouvant se propager d'un lieu à un autre ; qu'elle soit ou non contagieuse, comme dans les cas d'épidémie de goitre aigu, de fièvres intermittentes ». Les maladies épidémiques ne dépendent donc pas « de causes inhérentes à la localité et plus ou moins permanentes » au contraire des maladies endémiques.

Les maladies endémo-épidémiques sont celles qui présentent le double caractère de l'endémicité et de l'épidémicité : ainsi le paludisme, né de conditions infectieuses et particulières au sol, mais non contagieux, ce qui revient à dire qu'une maladie endémo-épidémique n'est point, par ce seul fait, nécessairement contagieuse, bien que le caractère contagieux (ou contagiosité) distingue le plus souvent les affections épidémiques (choléra, typhus, etc...).

On comprend, sous la rubrique « maladies générales et infectieuses » : Les fièvres éruptives (variole et varioloïde, vaccine, varicelle, scarlatine, rubéole), la fièvre typhoïde et le typhus exanthématique, l'erysipèle, la fièvre puerpérale, les oreillons, le choléra, la grippe ou influenza, la fièvre jaune ou vomito-negro, la diphtérie, la dysenterie, la peste, le tétanos, le scorbut, le paludisme, la lèpre, etc..., maladies propres à l'homme, sans compter la rage, le charbon, la morve et le farcin, la tuberculose, etc..., ces dernières communes à l'homme et aux animaux.

Ceci posé, comment se préserver des maladies infectieuses en général ? C'est ce que va nous apprendre la « *Prophylaxie*, ensemble des précautions hygiéniques, individuelles et générales ou de milieu prises, dirigées en vue de prévenir un dérangement de la santé de tel ou tel ordre. » (CH. ROBIN).

En quoi donc consistera cet ensemble de précautions hygiéniques, individuelles ou générales?

Nous verrons plus loin, prenant le paludisme comme exemple, ce qu'il convient de faire contre les maladies endémiques. Pour les maladies proprement épidémiques (fièvre typhoïde, typhus, choléra, fièvres éruptives, etc.), il faut surtout pratiquer la « *Désinfection*, opération hygiénique ayant pour but d'enlever à l'air, à un appartement, à un corps quelconque, les gaz, etc., dangereux ou de mauvaise odeur, dont ils peuvent être mêlés ou imprégnés. »

Plus que les gaz, ce sont surtout les microbes ou leurs sécrétions qui infectent cet air, cet appartement, et ils ont besoin d'être tués, détruits, pour qu'un appartement, un corps quelconque, souillés par eux, puissent être considérés comme réellement désinfectés.

Les *Microbes* (bacilles, vibrions, bactéries, etc.) sont en effet des êtres vivants, occupant les derniers échelons de l'échelle végétale ; quelques-uns seulement, très rares, appartiendraient au règne animal, tel le microbe du paludisme. Placés entre les champignons et les algues, mesurant en général quelques millièmes de millimètres, mais doués, en dépit de leur petitesse, d'une intense vitalité, ils vivent dans l'air (aérobies) ou sans air (anaérobies) aux dépens des matières organiques, en produisant des fermentations [1].

---

(1) Il ne faudrait pas croire que les microbes, ou micro-organismes, découverts par le génie du grand Pasteur, soient tous pathogènes, c'est-à-dire nuisibles. Bon nombre d'entre eux, inoffensifs (non pathogènes) sont les hôtes habituels de notre organisme et président à diverses fonctions (les microbes de la digestion par exemple, laquelle n'est autre chose qu'une véritable fermentation). Sous des

Les microbes se déposent sur tous les corps ou objets d'un appartement (meubles, tentures, literie, livres. etc.) et même sur notre corps, sur notre visage, sur nos mains, de sorte que tous les objets et les malades eux-mêmes servent souvent, sans qu'on s'en doute, de moyens de transmission aux maladies contagieuses.

Or, pour tuer ces microbes, auteurs et propagateurs des maladies infecto-contagieuses, il faut faire usage d'agents physiques ou chimiques et désinfecter même le malade, ses déjections, son linge, sa literie, l'appartement qu'il occupait pendant sa maladie, etc... En outre, les garde-malades et les personnes qui ont approché le malade devront, elles aussi, procéder à la désinfection de leurs vêtements, de leurs mains, observer certaines précautions hygiéniques. Voyons donc en quoi consistent, pour ce qui nous concerne, ces procédés de désinfection recommandés par M. le Professeur Grasset (de Montpellier).

I. — Désinfection du malade, de ses déjections, de son linge, de sa literie.

1. — Isoler le malade dans une chambre bien séparée et spéciale, où ne seront admises pendant

causes déterminées, ces microbres habituellement inoffensifs, peuvent devenir pathogènes, causant alors des maladies par auto-infection ou auto-intoxication (empoisonnement du malade par lui-même).

la maladie que les personnes nécessaires aux soins du malade...

2. — La chambre est aérée plusieurs fois par jour.

Les poussières du sol et de la chambre sont enlevées chaque jour — Avant le balayage, on projettera sur le plancher de la sciure de bois humectée avec une solution désinfectante (eau additionnée de phénosalyl à 1 pour 100) — Les poussières recueillies seront immédiatement brûlées.

3. — Les selles, l'urine et les vomissements seront reçus dans des vases contenant déjà de l'eau bleue (solution de sulfate de cuivre à 5 pour 100) ou de l'eau additionnée de chlorure de chaux à 5 pour 100 ou un lait de chaux à 20 pour 100. [Prendre de la chaux de bonne qualité, la faire se déliter en l'arrosant petit à petit avec la moitié de son poids d'eau. Quand la délitescence est effectuée, mettre la poudre dans un récipient soigneusement bouché et placé dans un endroit sec. Comme un kilogramme de chaux, qui a absorbé 500 grammes d'eau pour se déliter, a acquis un volume de 2 litres 200, il suffit de la délayer dans le double de son volume d'eau, soit 4 litres 400, pour avoir un lait de chaux qui soit environ à 20 pour cent — Comité consultatif d'hygiène publique de France].

... Les cabinets d'aisance seront toujours très

largement lavés à l'eau bleue ou au lait de chaux, au moins deux fois par jour.

La solution saturée de sulfate de fer remplace avantageusement le sulfate de cuivre, sauf dans les cas de fièvre typhoïde.

4. — Les crachats ne seront jamais reçus dans des linges (mouchoirs, serviettes), mais toujours dans des récipients spéciaux en porcelaine, contenant une solution de chlorure de zinc au dixième, d'acide phénique à 5 pour 1000, d'acide thymique à 5 pour 1000 ou de phénosalyl à 1 pour 100.

On porte ensuite ces vases, ainsi que les verres, tasses, assiettes, etc., à l'ébullition dans de la lessive de potasse ou de l'eau additionnée d'acide sulfurique à 2 pour 100 ou de préférence encore, d'acide chlorhydrique à 8 pour 100.

5. — La literie sera renouvelée aussi souvent que possible.

Les linges seront jetés immédiatement dans de l'eau additionnée de sulfate de cuivre à 1 pour 100 ou de permanganate de potasse à 1 pour 100; puis dans l'eau bouillante ou de la lessive de potasse chaude ; puis on les frottera vigoureusement à la brosse imbibée de savon, ou bien on les portera (à défaut d'étuve à vapeur sous pression), dans un four à air humidifié par de l'eau bouillante.

On peut aussi les plonger, pendant une heure, dans un baquet contenant de l'eau additionnée par litre de 1 gramme sublimé et 1 gramme permanganate de potasse.

6. — Si la mort survient, envelopper le cadavre dans un linge imbibé d'une solution de sublimé à 1 pour 2,000 ou d'eau phéniquée à 5 pour 100 ; l'entourer, dans le cercueil, de sciure de bois imbibée du même liquide.

Mettre en bière rapidement et, si possible, dans un cercueil de plomb.

II. — Désinfection des garde-malades et, en général, des personnes qui approchent le malade.

1. — Autant que possible, les garde-malades changeront de costume dans la chambre qui précède celle du malade. Tous les vêtements avec lesquels elles auront pénétré dans la chambre du malade seront désinfectés comme les linges mêmes du malade.

2. — Elles ne prendront aucune boisson ni aucune nourriture dans la chambre du malade.

3. — Elles ne boiront que de l'eau récemment bouillie ou de l'eau minérale, se laveront souvent et soigneusement les mains et les ongles (notamment toujours avant chaque repas) et les brosseront avec de l'eau savonneuse chaude, puis avec une solution de sublimé au 1000[e] ou encore la

solution de 1 pour 100 de phénosalyl, ou de l'eau additionnée de sulfate de cuivre à 2 pour 100, ou de chlorure de chaux à 2 pour 100, ou de lait de chaux à 7 pour 100, ou une solution de lysol à 30 pour 1,000, ou mieux une solution commerciale de formol à 1 pour 200.

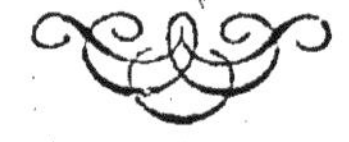

DU PALUDISME

On peut diviser artificiellement les maladies dites saisonnières en deux groupes : Maladies estivo-automnales (Juin à Octobre) et maladies hiberno-vernales (Novembre à Mai).

C'est dans le premier groupe, nous l'avons déjà vu, qu'entrent le paludisme, la fièvre typhoïde, la diarrhée et la dysenterie, l'ictère (jaunisse), etc. Toutes ces affections ont un caractère commun, l'infectiosité, étant produite, par le développement, à l'intérieur de l'organisme, de un ou plusieurs microbes, considérés pour cette raison comme agents spécifiques de telle ou telle maladie et habitant l'eau ou le sol, d'où le nom de poison tellurique donné au poison palustre notamment.

1° *Appellations.* — « On sait depuis la plus haute antiquité — dit le professeur Laveran, le premier auteur qui ait signalé dans le sang des paludéens le microbe spécifique, d'abord très discuté puis accepté par les savants sous le nom d'hématozoaire, animalcule du sang — on sait que les habitants des régions marécageuses sont fréquemment atteints de fièvre et de cachexie ; ces accidents ont été décrits sous des noms variés qui rappellent soit le milieu de prédilection de la maladie, soit un des caractères les plus communs de ces fièvres : l'intermittence. »

Fièvre palustre ou paludéenne, fièvres des marais, fièvres maremmatiques, impaludisme, paludisme, fièvres telluriques, fièvres intermittentes, mal'aria (mot italien qui signifie mauvais air), tous ces termes sont synonymes. Le plus fréquemment employé de nos jours est celui de paludisme (du mot latin palus, marais). En Algérie, on désigne vulgairement le paludisme sous le nom de « fièvre du pays ».

4. — Si elles ont des crevasses ou des petites plaies aux mains ou au visage, elles les recouvriront d'une couche de collodion.

5. — Elles devront sortir plusieurs fois dans la journée au grand air et ne pas séjourner nuit et jour dans la chambre du malade.

III. — Désinfection des locaux.

1. — La chambre du malade et celle de la garde-malade seront très largement aérées pendant la maladie.

En même temps on pulvérisera souvent dans ces deux pièces une solution de sublimé au 1,000^e^.

2. — A la fin de la maladie, tous les tapis, rideaux, tentures seront envoyés à l'étuve (si possible).

3. — Dans la chambre elle-même, on obstruera les fissures et les fentes (fenêtres, etc.) et on fera brûler de la fleur de soufre : 20 à 40 grammes par mètre cube.

Tout fermer ensuite vingt-quatres heures au moins et mieux trente-six ou quarante-huit heures.

Aérer ensuite largement et changer les tapisseries, avant d'habiter, ou blanchir et repeindre...

4. — Pour la désinfection des fosses et creux à fumier, employer le lait de chaux ou de préférence la solution saturée de sulfate de fer (Dr J. Grasset).

2° *Origine.* — Le paludisme, la plus répandue des maladies endémiques, non seulement règne en été, mais s'observe encore de préférence dans les régions tempérées et chaudes, trouvant un milieu de développement très propice dans les terrains humides, incultes, les localités marécageuses et basses ; nous verrons plus loin l'influence de l'altitude, en étudiant la prophylaxie de la fièvre paludéenne.

Celle-ci est essentiellement une maladie des campagnes (Laveran) et toutes les causes débilitantes (anémie, excès, surmenage) favorisent son action et avec d'autant plus de force que le sujet a déjà été atteint. En effet, quand on a eu « les fièvres », on est plus prédisposé à les avoir de nouveau qu'une personne indemne jusqu'à ce jour.

3° *Symptômes.* — Les principaux signes cliniques par lesquels se manifeste la malaria sous sa forme la plus fréquente, fièvre intermittente, sont les suivants : Accès de fièvre (frissons avec élévation de température centrale, chaleur, sueur) revenant tous les jours (type quotidien), tous les deux jours (type tierce) ou tous les trois jours (type quarte). Grosse rate, etc... (Dr J. Grasset).

Dans les accès pernicieux, intensité plus grande des mêmes symptômes : Refroidissement extrême, syncope, délire, troubles cérébraux, diarrhée. Elévation considérable de la température... Les accès pernicieux peuvent donc revêtir divers types (comateux, algide, diaphorétique, etc.) suivant que le symptôme prédominant est un état de mort apparente ou un froid glacial et prolongé ou des sueurs profuses, etc.

L'infection paludéenne peut encore présenter la forme de fièvre rémittente, continue, la forme larvée, c'est-à-dire emprunter le masque d'une autre maladie, fébrile ou non (névralgies diverses, congestions, névroses, etc.) et s'associer à la fièvre typhoïde (fièvre typho-palustre).

Elle s'accompagne le plus souvent, après plusieurs atteintes, d'anémie ou même de cachexie, c'est-à-dire d'un dépérissement profond de l'organisme. Enfin elle produit à la longue des lésions organiques de viscères très importants, tels que le foie (congestions, hépatites), la rate, les poumons, les reins (fièvre hématurique ou hémoglobinurique, avec présence de sang ou de la matière colorante du sang, dans les urines). Elle peut même frapper certains organes des sens, les yeux par exemple, et causer des hémorragies de la rétine (Prof. Dieulafoy).

4° *Traitement.* — Le traitement du paludisme est prophylactique, c'est-à-dire préventif, ou curatif. Je dirai d'abord quelques mots de celui-ci :

A. — Traitement curatif.

Si l'honneur d'avoir isolé l'alcaloïde[1] du quinquina, c'est-à-dire la quinine, revient à deux éminents chimistes, Pelletier et Caventou, l'honneur non moins grand d'avoir appliqué le traitement

---

(1) Les alcaloïdes « qui ressemblent aux alcalis » sont des composés extraits des végétaux, qui neutralisent les acides, comme les alcalins. Ils sont généralement blancs, pulvérulents, cristallisables, solubles dans l'alcool et l'éther, peu ou pas solubles dans l'eau, âcres ou amers (Ch. Robin, de l'Institut, in *Nouveau Dictionnaire abrégé de Médecine*, etc.).

par la quinine aux fièvres paludéennes revient tout entier au regretté Dr Maillot, une des illustrations de la médecine militaire, au même titre que le professeur Laveran. Grâce à Maillot, la France a pu conserver la plus belle de ses colonies qu'elle avait un instant songé à abandonner, au début de l'occupation, en raison de la mortalité effroyable causée sur nos troupes par le paludisme, aidé — il faut bien le dire — de la néfaste pratique des saignées répétées, très en honneur à cette époque, conformément aux théories de Broussais.

Tout le monde connait aujourd'hui les bienfaits inappréciables de la quinine dans le traitement du paludisme. Mais depuis la découverte du sulfate de quinine, administré par la bouche, bien des progrès ont été accomplis. C'est ainsi que le sulfate tend de plus en plus à être détrôné par le chlorhydrate, qui contient 81 pour 100 de quinine, tandis que le bisulfate lui-même n'en renferme que 59 pour 100 (Laveran). En outre, le chlorhydrate est plus stable, plus soluble et plus facile à obtenir à l'état de pureté que le sulfate (Société de Thérapeutique, 23 Mars 1887). Le chlorhydrate coûterait un peu plus cher, mais cette différence de prix n'est qu'un inconvénient négligeable, d'autant plus qu'on peut prescrire le chlorhydrate à doses un peu moins fortes que le sulfate.

Enfin, dans les types de fièvre grave, continue,

dans les accès pernicieux, soit le chlorhydrate basique, associé à l'antipyrine ou analgésine, soit le chlorhydrate neutre, en solution dans l'eau distillée et injectés sous la peau, produisent tous les jours, même administrés en plein accès, alors qu'il n'y a pas une minute à perdre, de véritables résurrections. Il ne faut donc pas que le malade ou son entourage redoutent ces injections hypodermiques de quinine, quand le médecin traitant les propose : A la condition qu'elles soient pratiquées aseptiquement (c'est-à-dire à l'abri de toute infection) on n'a pas à craindre d'abcès consécutif à la piqûre, ce qui pouvait arriver autrefois, avant la découverte des théories microbiennes et de l'antiseptie.

Le seul inconvénient de ces piqûres, observé chez quelques rares sujets dont les tissus présentent une sensibilité particulière vis-à-vis du médicament, c'est la formation d'une eschare[1] de la peau, sèche, noire et qui s'élimine du reste peu à peu. La plaie qui en résulte guérit fort bien avec quelques soins de propreté et l'application d'un pansement faiblement antiseptique.

Chez d'autres malades, il se forme au niveau de la piqûre un petit noyau d'induration qui peut persister quelque temps, mais dont la présence n'offre aucun danger de suppuration.

Dans les formes ordinaires, les sels de quinine

---

(1) On appelle eschare, la mortification d'une partie vivante, sous forme de croûte noirâtre ou brunâtre.

(sulfate, chlorhydrate, plus rarement bromhydrate, etc...) sont administrés chez les adultes par la bouche, en deux doses moyennes de 0,30 à 0,60 centigrammes, trois heures environ avant l'apparition de l'accès présumé et, le plus souvent, après un bon nettoyage du tube digestif, obtenu au moyen d'un vomitif ou d'un purgatif, suivant l'indication.

Quand l'estomac est intolérant, je prescris en lavement un gramme environ de quinine, en solution au vingtième, qu'on verse dans un demi-verre d'eau bouillie et amidonnée.

Dans les formes graves on peut donner, en plusieurs doses, jusqu'à 2 grammes et 2 gr. 50 de quinine, dans les vingt-quatre heures.

On administre fréquemment la quinine par la voie rectale chez les enfants un peu grands, en proportionnant les doses à l'âge. Chez les tout jeunes malades, on peut user avec avantage de frictions avec une pommade de quinine au dixième ou au quinzième ou de suppositoires contenant de 0,10 à 0,15 centigrammes de chlorhydrate pour 2 grammes de beurre de cacao.

Même dans les cas de moyenne gravité, la médication de quinine doit être continuée longtemps encore après la disparition de la fièvre. Le traitement doit être ensuite complété par l'administration du quinquina (tisane, poudre), de l'arsenic et du fer. Du reste, l'arsenic et le quinquina réussissent souvent dans des cas de paludisme invétéré, sur lesquels précisément la quinine ne produit plus aucun effet. J'ai récemment encore observé ce fait chez deux nouvelles accouchées, anciennes paludéennes, dont la fièvre — de nature palustre — a cédé à la décoction de quinquina et à l'arséniate de soude en solution (0,10 centigrammes pour 300 grammes d'eau distillée), tandis que les sels de quinine avaient été administrés sans succès.

Le professeur Dieulafoy, de Paris, recommande, dans les cas très rebelles, les injections sous-cutanées d'acide phénique en solution au 50e.

A toute cette thérapeutique, on ajoutera avec avantage les toniques (café) ; l'hydrothérapie tiède — l'eau froide pouvant rappeler des accès palustres — surtout le changement d'air et de climat.

B. — Traitement prophylactique du paludisme, type des maladies endémiques.

La prophylaxie du paludisme est individuelle ou générale, c'est-à-dire particulière à l'individu ou aux localités palustres.

A). — *Prophylaxie individuelle.* — Une Commission composée de MM. Vallin, Kelsch, Railliet, Blanchard et Laveran, rapporteur, a élaboré un projet d'instruction, approuvé par l'Académie de Médecine dans la séance du 29 mai 1900. Ce projet est à citer presque en entier, en raison de son importance :

« 1° Dans tous les pays où sévit le paludisme, il existe une saison salubre et une saison insalubre ; c'est là une notion très importante au point de vue de la prophylaxie. Dans les climats chauds et tempérés de notre hémisphère, la saison des fièvres ne commence qu'au mois de juin pour se terminer à la fin du mois d'octobre ; c'est aussi la saison des moustiques.

....Il résulte des recherches récentes que les moustiques jouent un grand rôle dans la propagation des fièvres palustres.

Certaines espèces de moustiques sont seules susceptibles de propager le paludisme ; on s'explique ainsi que des localités dans lesquelles abondent les moustiques puissent être salubres.

Le microbe du paludisme se développe en subissant des transformations assez compliquées dans le corps des moustiques qui ont sucé du sang palustre ; au bout de huit à dix jours, les germes abondent dans la sécrétion salivaire des insectes et, quand les moustiques infectés piquent des individus sains, ils leur inoculent ces germes.

De là, dans la prophylaxie du paludisme, deux indications nouvelles ; il faut, d'une part, s'efforcer de détruire les moustiques ou du moins se protéger contre leurs piqûres ; il faut, d'autre part, traiter longtemps les malades atteints de paludisme, de manière à éviter les rechutes de fièvre, cause d'infection pour les moustiques. Chez les malades atteints de paludisme, les microbes ne se trouvent heureusement en grand nombre dans le sang que pendant les accès fébriles.

...Les moustiques femelles déposent leurs œufs à la surface des eaux stagnantes ; de ces œufs naissent des larves qui vivent dans l'eau jusqu'au moment de la transformation en insectes parfaits. L'eau est donc nécessaire pour que les moustiques se reproduisent dans une localité ; il faut en outre que cette eau soit stagnante ; les larves des moustiques ne se développent ni dans les eaux courantes ni dans les pièces d'une grande étendue qui sont poissonneuses et dont les bords ne deviennent pas fangeux en été.

Les mares dans lesquelles existe une végétation aquatique sont particulièrement favorables au développement des espèces de moustiques qui propagent le paludisme.

Les larves des moustiques ont besoin, pour vivre, de venir à la surface de l'eau remplir d'air les tubes ou trachées qui servent à leur respiration, aussi est-il facile de les détruire en versant dans l'eau de l'huile ou du pétrole ; les gouttelettes d'huile oblitèrent les tubes aériens des larves qui meurent asphyxiées.

Les moustiques issus des larves vivent d'une vie aérienne; en général, ils ne s'éloignent pas beaucoup des eaux stagnantes où ils ont pris naissance ; les vents peuvent les entraîner, mais à des distances qui ne sont jamais grandes.

Les moustiques aiment les endroits bas et humides dans lesquels l'atmosphère est très calme; ils fuient les hauteurs, les endroits dénudés et bien ventilés.

Pendant le jour, les moustiques se cachent dans les buissons, dans les bois ombreux, dans les grottes, etc... C'est le soir et pendant la nuit que l'homme a le plus à souffrir de leurs piqûres. Certaines espèces piquent le jour aussi bien que la nuit. En général, les femelles seules sucent le sang de l'homme ou des animaux ; les mâles se nourrissent de sucs végétaux.

Dans nos climats, les moustiques apparaissent au mois de mai et disparaissent à la fin du mois d'octobre; ils se cachent dans les grottes, dans des troncs d'arbre, etc... où ils hivernent parfois; les larves peuvent subsister dans l'eau pendant tout l'hiver.

2° En pays palustre, le choix de l'habitation a une grande importance... A la campagne, les habitations doivent être construites sur les collines; la pente du terrain facilite l'écoulement des eaux pluviales et empêche la formation de mares ;

d'autre part, la ventilation se fait bien, ce qui éloigne les moustiques.

Le rez-de-chaussée est plus malsain que les étages, ce qui est en rapport avec la prédilection des moustiques pour les parties basses et humides.

3° On veillera à ce que des réservoirs, des mares ou des fossés mal entretenus autour de la maison ne servent pas au développement des moustiques. Tous les réservoirs naturels ou artificiels qui ne sont pas indispensables seront vidés ; on détruira les larves des moustiques dans les autres...

4° Dans les contrées palustres, il est indispensables de faire usage de moustiquaires pour se protéger, pendant la nuit et aussi pendant les heures de la sieste, contre les piqûres de moustiques...

Les moustiquaires seront installées et entretenues avec soin ; on ne doit pas les suspendre à un anneau, il faut les fixer sur un cadre. La partie supérieure de la moustiquaire doit être en tulle comme le reste, afin de ne pas gêner la circulation de l'air.

Les mailles du tulle qui constitue la moustiquaire doivent être de dimensions convenables pour empêcher le passage des moustiques sans gêner la circulation de l'air.

Il est nécessaire que le bord inférieur de la moustiquaire tombe assez bas (sans toucher le sol) pour qu'il soit facile de le rentrer sous le matelas, quand on s'est introduit sous la moustiquaire.

Il est indispensable de s'assurer souvent que la moustiquaire est en bon état et de tuer les moustiques qui ont réussi à s'y introduire.

5° On a recommandé, pour se protéger contre les piqûres des moustiques, des pommades au camphre, à la naphtaline, à l'eucalyptol, etc. Il n'est pas commode de s'enduire la tête, le cou et les mains avec ces pommades, dont l'efficacité est d'ailleurs contestable.

Les cônes à base de menthe, de pyrèthre et de chrysanthème, que l'on brûle souvent dans le midi de l'Europe pour détruire les moustiques, ne font qu'endormir ces insectes pour quelques heures et ne donnent pas la même sécurité que les moustiquaires.

6° Les fenêtres, au rez-de-chaussée surtout, seront garnies de châssis permanents, recouverts d'un tissu à mailles assez fines pour empêcher l'introduction des moustiques.

Les fenêtres des chambres à coucher seront fermées le soir.

...8° En règle générale, dans les pays palustres et pendant la saison insalubre, on ne doit pas sortir avant le lever du soleil ni après son coucher.

Lorsqu'on est obligé de passer la nuit en plein

air, il est bon d'allumer de grands feux; les moustiques viennent s'y brûler ou bien la fumée les écarte. On peut aussi s'envelopper la tête avec une pièce de gaze ou de tulle et mettre des gants et des bas assez épais pour protéger les extrémités.

9° Dans certains cas, il est indiqué de prendre la quinine d'une manière préventive : .....ouvriers obligés de remuer le sol en pays palustre ou travaillant au dessèchement des marais, etc. On prendra, sous forme de pilules ou de vin de quinquina, vingt centigrammes de sulfate de quinine par jour ou quarante centigrammes tous les deux jours.

10° Les malades atteints de fièvre palustre sont un danger pour les personnes saines qui habitent avec eux ou qui vivent dans le voisinage, s'il existe, dans la localité où se trouvent ces malades, des moustiques appartenant aux espèces susceptibles de propager le paludisme.

11° L'hygiène générale doit être surveillée avec soin en pays palustre. La fatigue, les excès de toute sorte, une alimentation insuffisante, en un mot, toutes les causes débilitantes prédisposent au paludisme.

Lorsque l'eau n'est pas de très bonne qualité, il est sage de ne faire usage pour la boisson que d'infusions légères de thé ou de café, qui nécessitent le chauffage de l'eau jusqu'à l'ébullition et qui ont en outre l'avantage d'être toniques [1].

Les boissons alcooliques fermentées, à dose modérée, rendent des services ; les autres boissons alcooliques doivent être proscrites ; chez les individus atteints d'alcoolisme, le paludisme prend des formes d'une gravité exceptionnelle.

L'*Insolation* aggrave souvent les effets du paludisme ; il importe donc de prendre les précautions nécessaires pour s'y soustraire : repos pendant les heures les plus chaudes du jour (sieste), habillement approprié au climat, coiffure protégeant bien la tête....

B). — *Prophylaxie générale. — Assainissement des localités palustres.* — 1° Il importe d'abord de faire disparaître les eaux stagnantes, celles surtout qui sont à proximité des habitations (dessèchement des marais, des étangs, drainage du sol).

Donner aux fossés une pente suffisante pour qu'ils se vident après les pluies ; supprimer tous les réservoirs naturels ou artificiels qui contiennent des eaux stagnantes sans usage.

2° Empêcher la formation des mares sur les bords des cours d'eau, des lacs et des étangs ; à

(1) L'usage d'une eau marécageuse comme boisson peut en effet déterminer la maladie palustre (Boudin), de même que l'usage d'une eau souillée par le bacille-virgule de Koch ou le bacille d'Eberth, etc, peut donner le choléra ou la fièvre typhoïde, etc.

cet effet, les cours d'eau seront endigués au voisinage des agglomérations et, à l'aide de barrages, on maintiendra à un niveau constant l'eau des lacs et des étangs...

3° Les marais qui se forment souvent sur les côtes et dans lesquels les eaux salées se mélangent aux eaux douces sont très insalubres (marais mixtes)... De même les marais salants abandonnés (ou marais gâts)...

4° Toutes les fois que la chose est possible, il faut substituer à l'eau stagnante de l'eau courante...

5° La culture intensive du sol, les plantations de pins ou d'eucalyptus donnent de bons résultats...

6° Lorsque des eaux stagnantes ne peuvent pas être supprimées à cause de leur utilité ou parce que les mesures destinées à assurer leur écoulement seraient trop onéreuses, il y a lieu de prendre, pour détruire les larves de moustiques, des mesures que l'on peut résumer de la façon suivante, d'après les indications de la commission déjà citée :

Dans les pièces d'eau de grande étendue, il suffirait d'entretenir des poissons.

Pour les mares, les réservoirs, etc..., on promènera à la surface de l'eau un chiffon fixé à l'extrémité d'une perche et imprégné d'un mélange d'*huile de pétrole et de goudron*, à raison de 10 centimètres cubes du mélange par mètre carré; il n'y a pas lieu de s'occuper du cube d'eau.

Faire cette opération au printemps et la renouveler tous les quinze jours jusqu'à l'apparition des premiers froids.

7° Couvrir les citernes et les réservoirs contenant l'eau potable, si toutefois l'eau de ces réservoirs renfermait des larves de moustiques, détruire ces larves au moyen d'huile ordinaire au lieu d'huile de pétrole. »

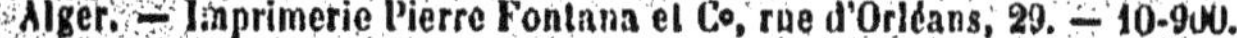

Alger. — Imprimerie Pierre Fontana et Cᵒ, rue d'Orléans, 29. — 10-900.

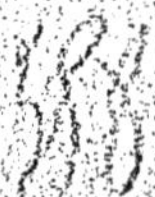

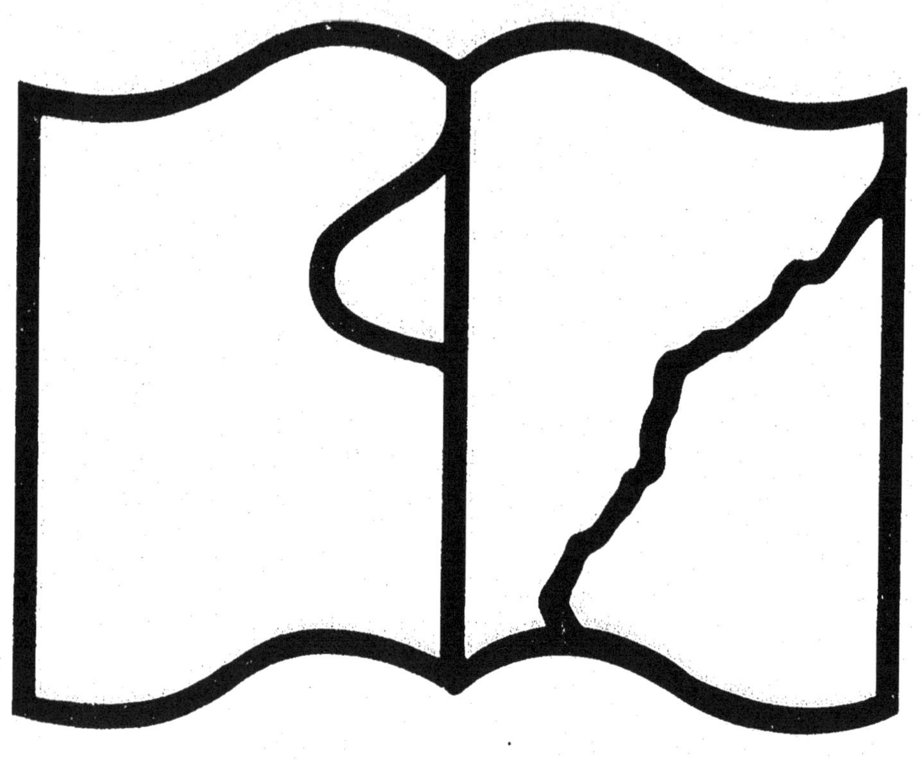

Texte détérioré — reliure défectueuse

NF Z 43-120-11

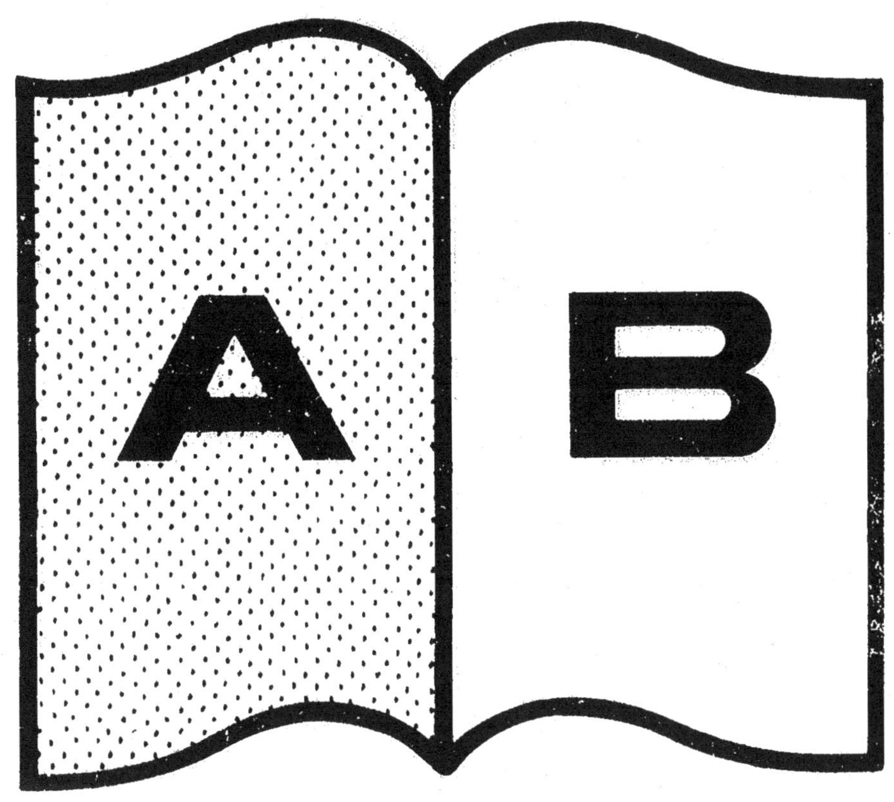

Contraste insuffisant

NF Z 43-120-14

www.ingramcontent.com/pod-product-compliance
Ingram Content Group UK Ltd.
Pitfield, Milton Keynes, MK11 3LW, UK
UKHW020421220726
13923UKWH00005B/2088